NOTICE

SUR LA

RÉSINE DE THAPSIA GARGANICA

ET SUR

SON EMPLOI EN MÉDECINE

COMME

AGENT RÉVULSIF

SOUS FORME D'EMPLATRE

PAR LE DOCTEUR REBOULLEAU

MÉDECIN EN CHEF DES ÉTABLISSEMENTS HOSPITALIERS CIVILS
DE CONSTANTINE (ALGÉRIE).

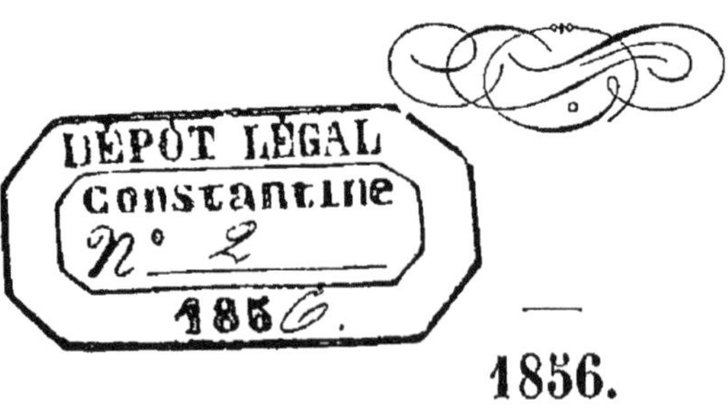

1856.

CONSTANTINE. — IMPRIMERIE ABADIE.

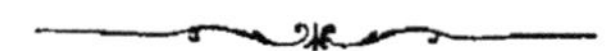

NOTICE

SUR LA

RÉSINE DE THAPSIA GARGANICA.

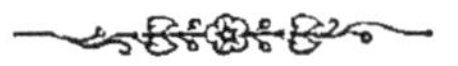

Je propose à l'observation des praticiens un moyen thérapeutique nouveau, qui paraît destiné à prendre une place importante parmi les agents de la médecine révulsive : c'est une résine extraite d'une ombellifère très commune en Algérie, qu'on appelle *thapsia garganica*. Les Arabes font un usage fréquent de cette plante, qu'ils nomment *bounéfa*, pour établir une révulsion à la peau. A cet effet, ils prennent un morceau d'écorce de la racine fraîche, l'exposent sur des charbons ardents, et lorsque la chaleur en a fait exsuder un liquide visqueux, ils portent celui-ci sur la peau, en frottant avec l'écorce même. Au bout de quelques heures, il en résulte une forte rubéfaction, accompagnée d'une éruption miliaire très intense. Mais ce procédé est incommode en ce qu'il ne permet pas de faire avec un morceau d'écorce informe, une friction régulière et mesurée. Il offre de graves inconvénients : car, si l'on touche par mégarde avec les doigts la partie du corps qui a été enduite de ce suc, il peut arriver qu'on en transporte quelque peu sur d'autres points, et qu'on y détermine une vive éruption. Il en est de même, lorsqu'on n'est pas attentif à se savonner les mains avec le plus grand soin, après avoir fait une friction.

J'ai pensé que si l'on extrayait le principe actif de la plante, on pourrait lui donner une forme pharmaceutique qui permît de l'employer d'une manière commode, et tout à fait excempte d'inconvénients. Mes tentatives dans ce but ont eu un plein succès, et m'ont fait obtenir la résine en question. Cette substance appliquée à la peau par un moyen quelconque, y détermine rapidement une éruption miliaire très abondante, dont on peut tirer un excellent parti comme moyen révulsif.

Les révulsifs usités en médecine sont déjà très nombreux. Quel rang occupera parmi eux notre produit nouveau? quel sera son emploi, son utilité, son importance? c'est en comparant ses propriétés avec celles des agents du même genre, que nous pourrons l'apprécier à ces divers points de vue.

Les agents révulsifs peuvent être considérés sous deux aspects : suivant leur mode d'action, et suivant l'intensité de leur action. Nous les envisagerons d'abord dans leur mode d'action, pour leur comparer, sous ce rapport, la résine de thapsia garganica.

Parmi les agents de la médecine révulsive, on distingue : 1° ceux qui par leur action irritante sur la peau déterminent une affection exanthémateuse : la moutarde, l'essence de térébenthine, l'alcool ammoniacal, etc.; on les nomme rubéfiants; 2° ceux qui produisent un large soulèvement de l'épiderme, comme les cantharides, le garou; ou bien des vésicules miliaires, comme l'huile de croton : ce sont les vésicants; 3° ceux qui donnent lieu à la formation de pustules, comme le tartre stibié; 4° ceux enfin qui désorganisent les tissus par une action physique ou chimique violente, tels que : le cautère actuel, le cautère potentiel et les différents caustiques.

C'est parmi les révulsifs de la deuxième classe qu'il convient de placer la résine de thapsia. En effet, j'ai dit que cette substance mise en contact avec la peau détermine une éruption miliaire. Cette éruption est absolument la même que celle qui résulte de l'huile de croton tiglium. Voici quelle est sa marche : peu de temps après l'application de la résine, la peau devient le siége d'un prurit extrêmement vif; elle s'échauffe et rougit fortement; puis, sur toute la surface irritée, on voit poindre de petites vésicules presque imperceptibles, qui paraissent acuminées au début, mais qui ne tardent pas à s'arrondir. Le liquide qu'elles renferment n'est pas tout à fait séreux. Dès l'origine, il a une teinte opaline et devient bientôt entièrement opaque; mais il conserve toujours la nuance perlée qui distingue les vésicules. Après une courte durée, les vésicules se flétrissent; prennent une couleur sombre; se dessèchent, et forment une squamme épidermique qui tombe au bout de quelques jours, sans laisser d'ulcérations à la peau.

Quand l'application n'a pas une durée assez longue, les vésicules, quoique nombreuses, sont discrètes et rares. Mais, si l'action du médicament a été assez persistante, assez énergique, les vésicules deviennent confluentes et en quantité innombrable. Quelquefois, lorsqu'on agit sur une peau fine et délicate, l'épiderme finit par se détacher d'une seule pièce, mais sans qu'il y ait jamais vésication ou collection de sérosité.

Relativement à l'intensité de leur action, les révulsifs se rangent dans l'ordre suivant : au premier rang, les sétons, les cautères et les vésicatoires, comme les plus puissants. Viennent ensuite les éruptifs : l'huile de croton, celle d'épurge, le tartre stibié; puis enfin, les rubéfiants : la moutarde, etc. Si nous cherchons parmi eux la place de la résine de thapsia, nous la trouvons près de l'huile de croton tiglium.

Quel parti peut-on tirer de la résine de thapsia, et quel peut être son emploi comme moyen révulsif?

les considérations qui motivent l'emploi de cette substance tiennent particulièrement de son mode d'action, de son degré d'énergie, et des indications que les maladies présentent. En raison des effets variés qu'ils produisent, les divers révulsifs ont donc chacun leur emploi particulier, leur destination spéciale. Veut-on produire une révulsion passagère ou une dérivation sur un point éloigné du mal; on emploie les rubisiairs. Se propose-t-on d'exercer une révulsion violente pour combattre une inflammation grave d'un organe interne; on applique un vésicatoire. S'agit-il au contraire d'attaquer une affection modérée; les moyens rigoureux répugnent-ils au malade ou craint-on l'action des cantharides sur la vessie; on a recours à l'huile de croton, à la pommade et à l'emplâtre d'émétique, à celui de poix, etc. D'autres exercent une action lente et profonde, applicable aux affections chroniques et invétérées, ce sont : les sétons, les moxas et les cautères. Relativement à la convenance de son emploi, c'est encore à côté de l'huile de croton et de l'emplâtre stibié que nous devons ranger la résine de thapsia. Quant au degré d'utilité de la résine en question, il se fonde, non seulement sur les propriétés de la substance, mais encore sur les qualités relatives. En effet, lorsque nous envisageons les moyens révulsifs sous le rapport de leurs effets, des circonstances où ils sont applicables, et des avantages de leur emploi, nous remarquons qu'il n'en est.

pas un qui ne laisse quelque chose à désirer. Il suffit donc que notre révulsif soit doué de quelques qualités qui manquent aux autres, ou exempt d'inconvénients que ceux-ci présentent, pour qu'on puisse tout d'abord le ranger parmi les agents utiles du même genre. A ce point de comparaison, la résine de thapsia se distingue encore parmi les révulsifs, et justifie de son éminent degré d'utilité; c'est ce qui résulte des rapprochements qui suivent.

Les sétons, les moxas, les cautères, les vésicatoires sont les plus puissants des révulsifs, mais leur emploi ne va pas au delà des maladies graves, à cause des inconvénients qui y sont attachés. D'abord ils sont très douloureux, et causent une vive répugnance aux malades, à raison des plaies suppurantes qu'ils forment, et parce qu'ils laissent presque toujours des traces indélébiles de leur application. Le vésicatoire en particulier agit sur la vessie, et détermine souvent une phlogose grave de cet organe. L'emploi de la résine de thapsia ne fait sentir qu'une démangeaison vive, de la cuisson, mais jamais de douleur. Il n'a rien qui répugne, puisqu'il ne développe point d'ulcération, et que, s'il laisse jamais quelques traces des petites vésicules qu'il produit, ces macules sont à peine perceptibles. La résine n'a pas d'influence sur les organes internes comme les cantharides. Si ce révulsif n'a pas l'énergie d'action de ceux que nous venons de citer, il a donc d'autres qualités qu'on ne trouve pas dans ces derniers, et qui le distingue de ces médicaments.

Les rubéfiants ou révulsifs exanthémateux ont une action d'une courte durée. Le peu de persistance de leur action les place pour leurs effets, à une telle distance des exutoires, qu'il y aurait une lacune marquée entre ces deux genres de révulsifs, s'il n'y en avait d'une énergie intermédiaire: nous la trouvons dans la résine de thapsia et ses congénères. Tandis que les rubéfiants ne causent qu'une irritation superficielle de la peau, une simple erythême, avec augmentation de chaleur et de sensibilté; la résine de thapsia détermine une éruption durable, avec rougeur vive, mais sans douleur. La durée de l'éruption et la persistance de son action sont donc deux caractères qui placent notre révulsif au-dessus des rubéfiants.

Par son mode d'action, la résine de thapsia se groupe avec l'huile de croton, l'huile d'épurge, la pommade stibiée et l'emplâtre de poix; mais elle diffère de ces divers agents sur différents points importants, et ces différences sont tout à son avantage. La pommade stibiée est d'un effet incertain, lent à se produire, et détermine quelquefois des accidents redoutables. J'ai vu des eschares être le résultat de son séjour sur la peau en quantité trop considérable. Les emplâtres stibiés préparés avec trop peu de soin produisent des résultats analogues. L'usage inintelligent de la résine pourrait tout au plus amener le décollement de l'épiderme, comme dans le vésicatoire. L'emplâtre de poix est trop lent à manifester ses effets ; ceux-ci sont d'ailleurs faibles et peu efficaces ; il ne supporte pas la comparaison. L'huile de croton, l'huile d'épurge même, agissent de la même manière que la résine de thapsia ; mais l'huile de croton, qui l'emporte de beaucoup, par l'énergie de son action, sur l'huile d'épurge, est à son tour de beaucoup inférieure à la résine. Cette plus grande rapidité d'action est une circonstance capitale que nous enregistrons en faveur du nouveau médicament. La résine a en outre sur l'huile de croton l'avantage d'être employée, ainsi que nous verrons tout à l'heure, avec plus de commodité et de sûreté.

Il résulte de ce parallèle que la résine de thapsia se distingue de tous les autres révulsifs par des caractères spéciaux, qui lui assurent une place importante parmi les agents du même genre. Elle ne se présente pas comme pâle succédané, mais bien comme moyen de premier ordre et d'utilité capitale.

La résine de thapsia peut être employée sous plusieurs formes. On peut l'étendre en couche mince à la surface d'un sparadrap quelconque et l'employer en emplâtre : c'est la forme que j'ai adoptée. Dissoute dans l'huile fixe, l'éther, les huiles volatiles et autres dissolvants, elle peut être employée en frictions et en onctions comme l'huile de croton ; mais, en se rapprochant de cette dernière par la forme, elle en prend les inconvénients, et perd de ses propres avantages. En effet, ce que l'on reproche à l'huile de croton, c'est qu'il est presque impossible de s'en servir, sans que le malade ou les personnes qui l'assistent n'en portent avec les doigts sur d'autres parties que celles où il s'agit de l'appliquer. J'ai vu nombre de fois des enflures de la verge, du scrotum, des paupières, des lèvres, etc. par le transport sur ces organes, de quelques particules de cette substance. Notre emplâtre n'a pas le même inconvénient : une fois appliquée sur la peau, à laquelle elle adhère avec force, la résine est préservée du contact des doigts et des autres parties du corps, par la toile qui la supporte, et les accidents que nous venons de signaler n'arrivent jamais. Je n'ignore pas que l'on a préparé un emplâtre d'huile de croton, qui, comme celui-ci, écarte tous les inconvénients dont je viens de parler ; mais, comme la solidification de l'huile de croton exige qu'on y mêle une énorme quantité d'emplâtre de diachylon; il en résulte que l'huile de croton ainsi appliquée a beaucoup moins d'activité que quand elle est pure, et conséquemment l'emplâtre qui en est préparé est de beaucoup inférieur en action à celui de résine de thapsia.

La résine de thapsia est solide, brune, transparente et cassante. Lorsqu'elle est unie à une petite quantité de l'huile volatile que renferme la plante dont on l'extrait, elle est molle, ductile, et adhésive. C'est dans cet état que je l'emploie à la préparation de l'emplâtre. Elle se dissout facilement dans l'alcool, l'éther, les huiles fixes et essentielles; elle brûle avec une certaine odeur de pruneaux cuits.

La préparation de cette substance consiste à laver à l'eau chaude l'écorce de la racine incisée et sèche, et à la traiter ensuite par l'alcool bouillant ou par tout autre dissolvant. Le liquide distillé laisse la résine au fond du vase.

Il me reste à décrire l'ombellifère à laquelle le produit en question doit son origine.

Le thapsia garganica fleurit au mois de mai.

Il a une tige herbacée, pleine, rigide, cylindrique, noueuse, lisse, glabre, légèrement striée, haute d'un mètre environ. Ses feuilles radicales tout décomposées ; ses feuilles caulinaires généralement simples. Les premières ont un pétiole arrondi, allongé, lisse, glabre, légèrement comprimé, qui s'épanouit inférieurement, et devient amplexicaule. Ces feuilles sont pinnées; ordinairement quinquéjuguées, avec impaire; les folioles pinnatifides. Celles-ci sont placées de chaque côté du pétiole commun, dans une situation incomplètement opposée ; de sorte qu'elles sont plus rapprochées à la face inférieure du pétiole qu'à sa face supérieure. Les folioles sont divisées en lanières étroites, lancéolées, glanduleuses, parcourues dans toute leur longueur, à la face supérieure, par deux sillons latéraux profonds. Les feuilles radicales se dessèchent au moment de la floraison. Les feuilles caulinaires sont alternes. Celle qui vient immédiatement après les radicales est semblable à ces dernières, si ce n'est qu'elle a le limbe atrophié, ainsi que la partie cylindrique du pétiole. La suivante n'a plus que les rudiments des divisions des limbes. Toutes les autres ont leur partie supérieure complétement avortée jusqu'au collet du pétiole, et ne conservent que la partie inférieure ou épanouissement, qui devient plus large et plus développé. C'est ce qui explique comment les feuilles caulinaires deviennent simples : ce sont des phyllodes. Ces feuilles sont coriaces, glabres, striées, très pulvérulentes, blanches à la face supérieure et violacées à la partie inférieure; elles sont concaves et infléchies vers la tige, qu'elles embrassent à leur base.

Les fleurs sont en ombelles composées, sans involures généraux ni partiels; portées par plusieurs pédoncules axillaires et un pédoncule terminal. Avant la floraison, les ombelles sont roulées, comprimées, enfermées tout entières dans les feuilles caulinaires, à l'aisselle desquelles le pédoncule a pris naissance. Il y a des fleurs hermaphrodites et des fleurs mâles sur le même sujet (polygamie monoïque mâle).

Les fleurs hermaphrodites offrent les caractères suivants : corolle nulle ; calice pentaphyle, coloré, jaune, à folioles espacées, conniventes ; cinq étamines épigynes, dont les filets dépassent en hauteur le calice, et qui s'insèrent dans les intervalles de ce dernier; anthères à trois lobes; ovaire infère à deux loges contenant chacune un ovule renversé. L'ovaire est couronné à son sommet par un disque épigyne bilobé. Deux styles rapprochés à leur base, divergents à leur sommet, ayant chacun un stigmate simple; fruit consistant en deux akènes comprimés, ovalaires, réunis par une de leurs faces et supportés par deux petites columelles filiformes accolées. Chacun d'eux est pourvu sur ses bords d'une aile membraneuse, interrompue aux extrémités. Leur face libre ou externe est parcourue dans sa longueur par deux lignes saillantes, dont l'intervalle forme un sillon longitudinal médian. A la maturité, ils se séparent l'un de l'autre de bas en haut, en même temps que les columelles s'écartent de haut en bas.

Les fleurs mâles ont les mêmes caractères que les fleurs hermaphrodites, si ce n'est qu'elles n'ont ni styles ni ovaires.

Les fleurs hermaphrodites se trouvent plus particulièrement sur l'ombelle terminale, et les fleurs mâles sur les ombelles axillaires. Il y a des ombelles terminales qui ne portent absolument que des fleurs hermaphrodites ; mais généralement elles offrent quelques fleurs mâles qui occupent leur centre. Par contraire, il y a des ombelles axillaires qui n'ont que des fleurs mâles ; mais on y voit souvent des fleurs hermaphrodites qui siègent à la circonférence. Celles-ci avortent toujours, aussi bien que les fleurs mâles du centre des ombelles terminales. Les racines sont pivotantes, profondes, entourées au collet d'une couronne de longs poils bruns qui accompagnent la tige jusqu'à sa sortie de terre.

Lorsqu'on déchire ou que l'on rompt une partie quelconque de la plante, il en sort un suc blanc, laiteux, peu abondant. C'est dans l'écorce de la racine qu'on en trouve le plus.

Constantine. — Imprimerie Abadie.

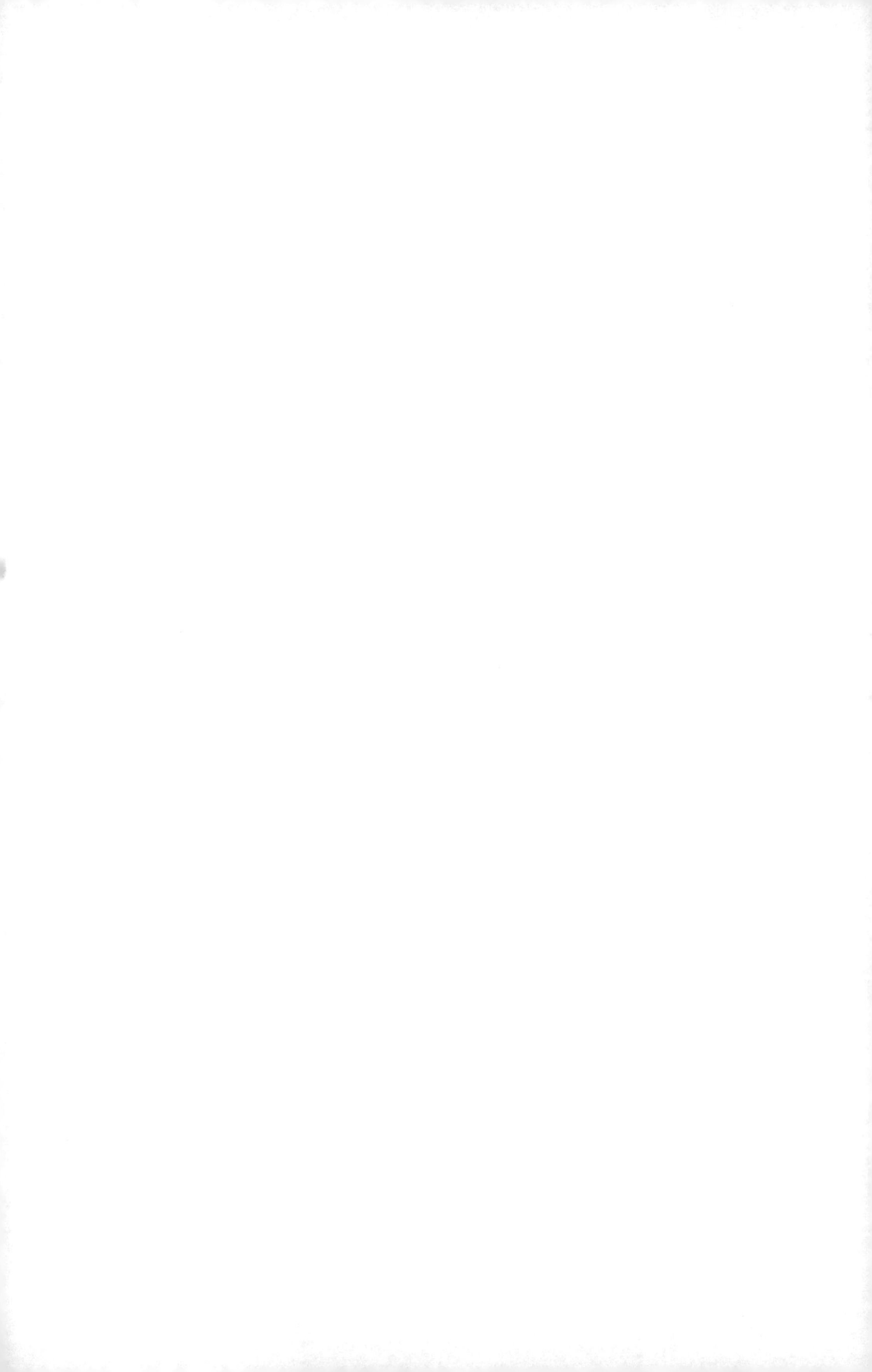

www.ingramcontent.com/pod-product-compliance
Ingram Content Group UK Ltd.
Pitfield, Milton Keynes, MK11 3LW, UK
UKHW012313240726
13966UKWH00005B/1853

9 782012 924895